Inquieto Piernas Síndrome

Todo lo que necesitas saber

Dra. Sheila Harrison

Descargo de responsabilidad

Este contenido sirve para proporcionar información general sobre la enfermedad y tiene como objetivo capacitarlo para buscar asistencia médica inmediata si es necesario para prevenir complicaciones. Es fundamental recalcar que esta información no sustituye la consulta a un médico calificado. El campo de la ciencia médica evoluciona continuamente y, debido a la naturaleza dinámica del conocimiento médico, recomendamos buscar asesoramiento de expertos si encuentra alguna inconsistencia o tiene la intención de tomar medidas basadas en la información de este contenido. Nunca ignore la orientación médica profesional ni retrase el tratamiento basándose en algo que haya leído en línea, incluido este material, o de cualquier otra fuente en línea. Recuerda siempre que Internet no puede curarte; más bien, la curación se produce a través de la guía de profesionales médicos y la providencia de Dios.

Tabla de contenido

Introducción

El trastorno neurológico conocido como síndrome de piernas inquietas (SPI), que se caracteriza por un deseo abrumador de mover las piernas, es una dolencia misteriosa y desconcertante que ha desconcertado a los expertos médicos y a quienes la padecen. Aunque SPI es el nombre más común para esta dolencia, "enfermedad de Willis-Ekbom" es otro nombre para ella. Las contribuciones históricas de dos profesionales médicos: el médico inglés Sir Thomas Willis del siglo XVII y el neurólogo sueco Karl-Axel Ekbom del siglo XX son responsables de la introducción de esta palabra alternativa.

¿Por qué el síndrome de piernas inquietas (SPI) también se llama enfermedad de Willis-Ekbom?

Entre los primeros en describir las extrañas sensaciones y movimientos de las piernas relacionados con el SPI estuvo Sir Thomas Willis. En su obra de 1672 "De Anima Brutorum", registró minuciosamente las experiencias de personas que escribían sus piernas como "inquietas" y manifestaban un deseo abrumador de moverlas para aliviar las molestias. La investigación futura sobre esta condición fue posible gracias a sus astutas observaciones.

Karl-Axel Ekbom, por su parte, hizo importantes avances a mediados del siglo XX al ofrecer una descripción clínica más completa de la enfermedad. Nuestro conocimiento sobre el SPI se amplió con el estudio de Ekbom, que también fue esencial para ayudar a diferenciarlo de otros trastornos neurológicos.

Para celebrar el trabajo histórico de Sir Thomas Willis y Karl-Axel Ekbom, al SPI se le dio el término alternativo "enfermedad de Willis-Ekbom" en reconocimiento a sus importantes contribuciones al estudio de esta dolencia. El título Enfermedad de Willis-Ekbom honra la historia histórica y las contribuciones continuas de estas dos personas importantes en el área de la neurología, aunque SPI sigue siendo la palabra más utilizada.

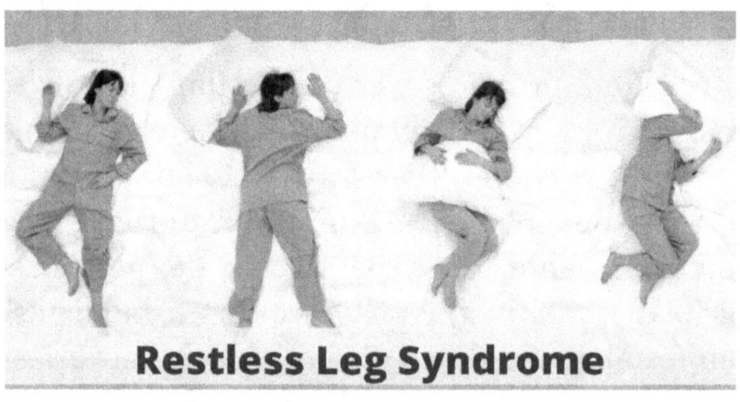

Sección 1

Prevalencia e impacto del SPI

Millones de personas en todo el mundo padecen la dolencia conocida como síndrome de piernas inquietas. A pesar de su nombre aparentemente inocente, esta enfermedad neurológica puede tener una gran influencia en la vida cotidiana de quienes la padecen. Inesperadamente, el SPI está más extendido de lo que uno podría pensar y sus efectos pueden ser graves.

En la población general, la prevalencia del síndrome de piernas inquietas (SPI) varía entre el 5 y el 15%. La frecuencia del SPI en varios grupos de edad y comunidades se ha documentado en varios estudios y encuestas. Las personas con esta enfermedad pueden provenir de una variedad de culturas, orígenes y ubicaciones geográficas. Afecta por igual a personas de todas las edades, por lo que debería preocupar tanto a jóvenes como a mayores. El SPI es una afección que ofrece igualdad de oportunidades y afecta a personas de todos los sexos.

No se puede sobreestimar la influencia del SPI en la vida cotidiana. La necesidad constante de mover las piernas y el dolor que la acompaña pueden causar problemas en muchas áreas de la vida, incluido el empleo, las interacciones sociales, el sueño y el bienestar general. Vivir con esta afección neurológica conlleva su propia serie de obstáculos.

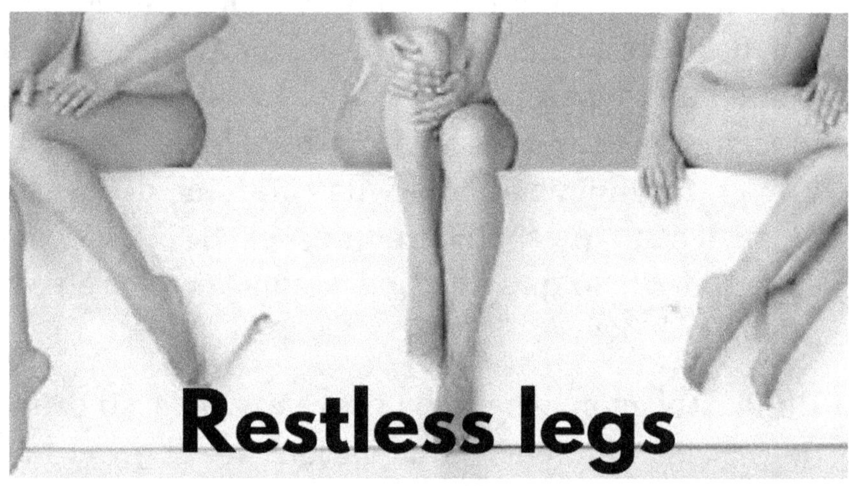

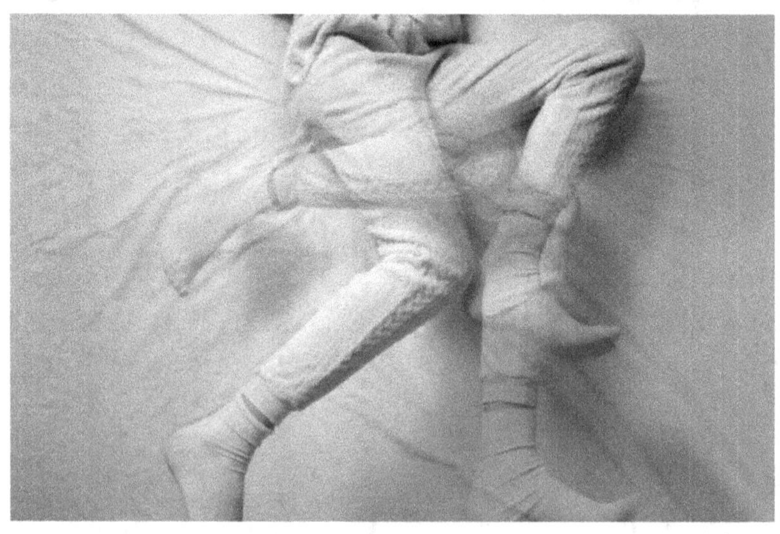

Sección 2

Síntomas del SPI

Un diagnóstico preciso depende de una comprensión profunda de los síntomas, que son los principales indicadores de la enfermedad. Éstos son algunos de los síntomas principales:

- **Impulso irresistible de mover las piernas:** La necesidad incesante y casi incontrolable de mover las piernas es la causa fundamental del SPI. El sello distintivo de la enfermedad es este impulso, que suele aparecer cuando el paciente está en reposo, como cuando está sentado o acostado. Generalmente se describe como una sensación muy dolorosa y fuerte que obliga a las personas a mover las piernas en un intento de encontrar alivio.

- **Sensaciones en las Piernas:** Muchas sensaciones extrañas en las piernas son otra característica del SPI. Aunque puede resultar difícil describir estos sentimientos, comúnmente se utilizan palabras como "hormigueo", "hormigueo", "picazón" y "hormigueo". Se suman al dolor y la agitación que atraviesan las personas con SPI.

Efectos y experiencias de los síntomas.

Es fundamental tener en cuenta que los síntomas del SPI pueden variar mucho según la experiencia subjetiva y que no todos sienten lo mismo ni en la misma medida. Sin embargo, la necesidad insaciable de mover las piernas para aliviar estas sensaciones es una característica definitoria del SPI. Esta compulsividad del movimiento es un sello distintivo del SPI y con frecuencia lo distingue de otros trastornos.

- **Sensaciones de gatear o arrastrarse:** Las personas con SPI frecuentemente hablan de sentir como si hubiera insectos arrastrándose sobre o justo debajo de su piel. Este sentimiento puede resultar bastante perturbador e incómodo.

- **Sensaciones de hormigueo o eléctricas:** Algunos enfermos de SPI describen sus sensaciones de hormigueo como similares a una corriente eléctrica que pasa por sus piernas. Estos sentimientos pueden ser desagradables y duros.

- **Picor:** Una de las quejas más frecuentes de las personas con SPI es el picor en las piernas.

Incluso en situaciones en las que no hay ninguna irritación evidente de la piel, esta picazón puede ser intensa y duradera.

- **Dolor doloroso o punzante:** Se describe que un dolor profundo, doloroso o punzante que a veces afecta a los pacientes con SPI ocurre en las piernas. La gravedad y la naturaleza intermitente de este malestar son posibles.

- **Inquietud:** El término "inquieto" en el síndrome de piernas inquietas es bastante apropiado. Los individuos a menudo experimentan una constante,molestias persistentes en las piernas, lo que dificulta sentarse o permanecer quieto, especialmente por la tarde y la noche.

Cuando una persona está en reposo, como cuando está sentada o acostada, estas sensaciones de SPI suelen ser las más notorias y, por lo general, empeoran al anochecer o por la noche. El dolor puede ser tan intenso que impide conciliar el sueño, lo que puede provocar trastornos persistentes del sueño, incluido el insomnio.

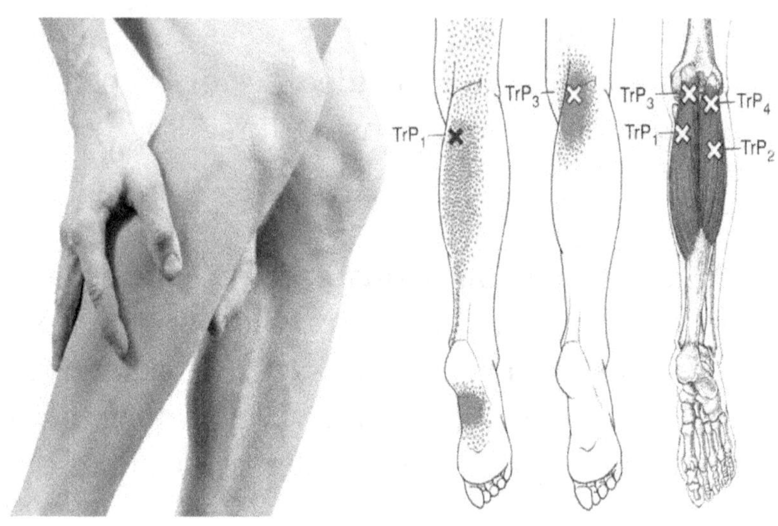

TrP_1
TrP_3
TrP_3
TrP_1
TrP_4
TrP_2

Sección 3

Causas del SPI

Causas primarias

El trastorno neurológico conocido como síndrome de piernas inquietas (SPI) tiene numerosas e intrincadas causas. Aunque no se comprende completamente la causa específica del SPI, las investigaciones han identificado una serie de factores de riesgo potenciales. Es fundamental recordar que cualquiera de las siguientes causas puede contribuir al SPI:

- **Genética:** Dado que el SPI tiene un componente hereditario importante, puede ser hereditario. Ciertas variaciones genéticas que se han identificado como que aumentan la vulnerabilidad al SPI incluyen MEIS1, BTBD9 y MAP2K5/SKOR1. Es fundamental comprender el impacto que tiene la genética en el SPI, ya que puede aumentar la conciencia del riesgo y fomentar la identificación y el tratamiento temprano para quienes tienen antecedentes familiares del trastorno.

- **Desequilibrio de dopamina:** El SPI se ha relacionado con cambios en los niveles de dopamina, un neurotransmisor, en el cerebro. Dado que la dopamina es un neurotransmisor clave en el control de la actividad muscular, las anomalías en este neurotransmisor pueden desempeñar un papel en la aparición de los síntomas del SPI.

- **Deficiencia de hierro:** Una causa secundaria frecuente de SPI es el déficit de hierro. Los niveles inadecuados de hierro en el cuerpo pueden interferir con la generación y función de dopamina. La deficiencia de hierro debe identificarse y tratarse cuando ocurre, ya que la terapia con hierro frecuentemente puede reducir o eliminar los síntomas del SPI.

- **El embarazo:** El SPI puede desarrollarse o empeorar mientras una mujer está embarazada. Las mujeres embarazadas pueden experimentar fluctuaciones hormonales que afectan el desarrollo de los síntomas del SPI, como el aumento de los niveles de estrógeno. Las mujeres embarazadas y los profesionales de la salud deben conocer esta información, ya que el tratamiento del SPI durante el embarazo puede requerir una estrategia diferente.

Causas secundarias del SPI

Numerosos trastornos o circunstancias secundarias pueden causar o empeorar el síndrome de piernas inquietas. Es fundamental comprender estas razones secundarias para poder gestionar eficazmente:

- **SPI inducido por medicamentos:** Varios productos farmacéuticos, como los antipsicóticos, los antieméticos y algunos antidepresivos, se han relacionado con la aparición de síntomas del SPI en determinadas personas. Es fundamental ser consciente de la posibilidad de SPI inducido por medicamentos porque estos síntomas con frecuencia se alivian modificando o suspendiendo las prescripciones.

- **Enfermedades crónicas:** La neuropatía periférica, la diabetes y la enfermedad renal son ejemplos de enfermedades crónicas que pueden exacerbar el SPI. Controlar estas enfermedades subyacentes es necesario para controlar adecuadamente los síntomas del SPI.

- **Estilo de vida y factores ambientales:** Los síntomas del SPI pueden verse exacerbados por elecciones de estilo de vida como fumar, falta de sueño y consumo excesivo de alcohol o cafeína. Para quienes padecen SPI, abordar estas variables puede mejorar enormemente su calidad de vida.

Sección 4

Diagnóstico del síndrome de piernas inquietas (SPI)

Realizar el diagnóstico del síndrome de piernas inquietas es fundamental para ofrecer el tipo de asistencia y atención adecuados. Una evaluación exhaustiva consiste en lo siguiente:

- **Evaluación clínica:**El diagnóstico se basa principalmente en una evaluación clínica. Los profesionales médicos tienen un historial médico completo, que incluye detalles sobre el tipo y el momento de los síntomas del SPI.

- **Examen físico:** Para descartar otros posibles motivos de molestias en las piernas, como neuropatía o problemas de circulación, se realiza un examen físico.

- **La Escala Internacional de Piernas Inquietas (IRLS)**: Esta medida aprobada ayuda a determinar el grado de los síntomas del SPI y cómo afectan las actividades diarias de una persona.

- **Polisomnografía:** Para evaluar los patrones de sueño y descartar otros trastornos del sueño, como el trastorno del movimiento periódico de las extremidades, en determinadas circunstancias se puede realizar un estudio del sueño mediante polisomnografía.

- **Pruebas de laboratorio:** La deficiencia de hierro puede ser un factor importante que contribuye al SPI, por lo que se pueden realizar análisis de sangre para evaluar los niveles de hierro.

- **Diagnóstico diferencial:** Para diferenciar el SPI de enfermedades que se parecen a sus síntomas, como el trastorno del movimiento periódico de las extremidades y los calambres nocturnos en las piernas, el diagnóstico diferencial es esencial.

Para brindarles las mejores técnicas de atención y manejo posibles, es necesario un diagnóstico preciso del SPI. Esto les ayudará a recuperar el control de sus vidas y disminuir los efectos de la enfermedad. El corazón y el cerebro son otras dos áreas donde el síndrome de piernas inquietas puede tener un impacto.Por esta razón, si presenta síntomas, debe consultar a un médico de inmediato.

Diagnóstico diferencial del SPI

Para diagnosticar correctamente el Síndrome de Piernas Inquietas (SPI), el diagnóstico diferencial es fundamental ya que permite descartar otras enfermedades que puedan provocar síntomas similares. Esta es una sinopsis de esta característica:

- **SPI frente a calambres nocturnos en las piernas:** En ocasiones, los síntomas del SPI pueden confundirse con calambres nocturnos en las piernas. Los calambres en las piernas, por otro lado, no suelen ser lo mismo que las sensaciones típicas del SPI; en cambio, suelen ser espasmos musculares repentinos, fuertes y dolorosos.

- **SPI versus trastorno del movimiento periódico de las extremidades (PLMD):**Otro trastorno del movimiento asociado con el sueño, el PLMD, se caracteriza por movimientos repetitivos e involuntarios de las piernas mientras duerme. Aunque PLMD y RLS pueden coexistir, son dos enfermedades diferentes. Mientras que el PLMD comprende movimientos de las extremidades durante el sueño sin la necesidad consciente de moverse, el SPI implica predominantemente la necesidad de mover las piernas mientras está despierto.

Sección 5

Tratamiento y manejo

Mejorar la calidad de vida de las personas que padecen SPI requiere una atención eficaz de la enfermedad. Esta sección examina varias formas de tratamiento:

No médico Enfoques

Las estrategias no médicas suelen ser la primera línea de tratamiento para el SPI e incluyen:

- **Modificaciones de estilo de vida:** Esto puede implicar abstenerse o consumir menos alcohol y cafeína, ya que estas sustancias pueden agravar los síntomas. También es fundamental mantener una rutina de sueño regular y proporcionar un espacio acogedor para dormir.

- **Ejercicio:**Caminar y otros ejercicios de intensidad moderada son ejemplos de actividad física regular que podrían ayudar a reducir los síntomas del SPI al mejorar la circulación y el bienestar general. Pero tenga cuidado de no exagerar.

- **Higiene del sueño:**Crear un ambiente propicio para dormir, reducir el tiempo frente a la pantalla antes de acostarse y asegurarse de que el dormitorio esté tranquilo, frío y oscuro son partes de una excelente higiene del sueño.

- **Suplementación de hierro:** Para tratar esta razón subyacente, se pueden sugerir suplementos de hierro a las personas con deficiencia de hierro.

No se puede subestimar la importancia de estas estrategias no médicas, ya que pueden reducir significativamente el impacto del SPI en la vida diaria.

Enfoques médicos

Cuando el médico no los tratamientos son insuficientes o los síntomas son graves, los proveedores de atención médica pueden recetar medicamentos. Los medicamentos comunes para el SPI incluyen:

- **Agentes dopaminérgicos:** Los síntomas del SPI pueden reducirse con medicamentos que alteran los niveles de dopamina en el cerebro, como el ropinirol y el pramipexol.

- **Opioides:** Los opioides se pueden administrar en situaciones de SPI grave, pero debido a la posibilidad de efectos secundarios y dependencia, generalmente solo se usan como último recurso.

- **Anticonvulsivos:** Se ha descubierto que algunos fármacos anticonvulsivos, como la gabapentina, son útiles para tratar los síntomas del SPI.

Dado que cada persona reacciona de manera diferente a los medicamentos, las estrategias de tratamiento personalizadas son esenciales. Es necesario sopesar cuidadosamente las ventajas, desventajas y efectos secundarios.

Medicina alternativa y complementaria

Medicina alternativa y complementaria puede complementar los tratamientos convencionales y puede incluir:

- **Acupuntura:** Durante la antigua práctica de la acupuntura se insertan pequeñas agujas en puntos concretos del cuerpo para aliviar los síntomas. Las sesiones de acupuntura pueden brindar alivio a algunas personas que padecen SPI.

- **Masaje:** Un ligero masaje en las piernas puede mejorar la relajación y ofrecer un alivio momentáneo de los síntomas del SPI

- **Terapia Cognitivo-Conductual (TCC):**A las personas con SPI les puede resultar difícil manejar los efectos psicológicos y emocionales de su afección, como la preocupación y las dificultades para dormir. Los enfoques de TCC pueden ayudar.

Estos tratamientos deben personalizarse según las necesidades y preferencias de cada paciente y es mejor realizarlos bajo la supervisión de profesionales autorizados.

Pero también existen muchos conceptos erróneos sobre enfoques no tradicionales para tratar el síndrome de piernas inquietas. Cualquier remedio casero debe investigarse a fondo antes de elegirlo en lugar de terapias basadas en evidencia científica.

En resumen, tratar el SPI es un proceso complejo que requiere un diagnóstico diferencial para identificarlo con otras enfermedades similares.

La piedra angular del tratamiento son los métodos no farmacológicos como el ejercicio, la higiene del sueño y los cambios en el estilo de vida. Cuando sea necesario, las intervenciones farmacéuticas y las terapias complementarias pueden aliviar los síntomas y mejorar el nivel de vida de las personas con SPI. Son necesarios regímenes terapéuticos personalizados, teniendo en cuenta las distintas necesidades y reacciones de cada paciente.

Sección 6

SPI Dolor y SPI inducido por medicamentos

Esta sección explora el dolor que experimentan algunas personas con síndrome de piernas inquietas (SPI), así como cómo ciertos medicamentos pueden causar o exacerbar los síntomas del SPI.

Dolor en el síndrome de piernas inquietas

Los síntomas del síndrome de piernas inquietas suelen incluir sensaciones dolorosas y una necesidad abrumadora de mover las piernas. Pero otro aspecto importante de la experiencia del SPI también podría implicar malestar. El dolor relacionado con el SPI puede variar en intensidad desde una pequeña molestia hasta una angustia insoportable.

- **Malestar leve:** Muchos enfermos de SPI caracterizan el dolor como una molestia persistente similar a una sensación de picazón o molestia. Aunque normalmente no es grave, puede ser continuo, lo que dificulta relajarse y encontrar comodidad.

- **Dolor y palpitaciones:** Algunas personas pueden experimentar un mayor grado de dolor, lo que provoca que les duelan y palpitan las piernas. Esto puede resultar bastante molesto para las personas, especialmente por la noche, cuando intentan conciliar el sueño.

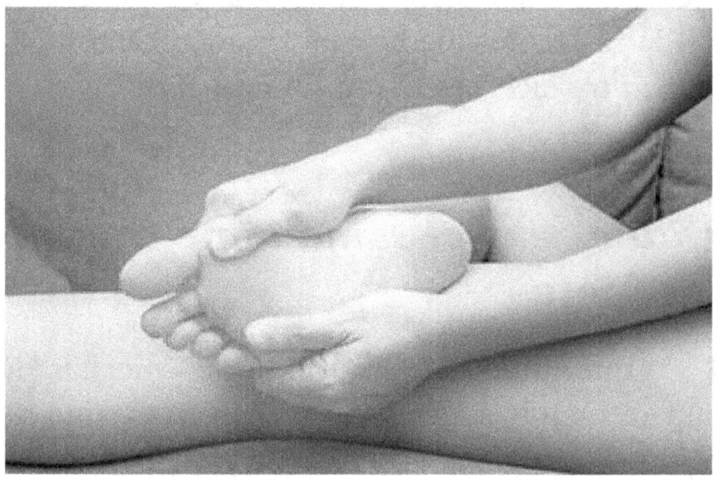

- **Ardor y pinchazo:** El dolor del SPI puede tener una sensación de ardor o picazón en situaciones más extremas. Este tipo de dolor puede resultar deprimente y difícil de controlar.

Tanto los profesionales de la salud como quienes padecen SPI deben comprender el tipo de dolor que causa el trastorno. Permite diagnosticar afecciones con mayor precisión y crear planes de manejo especializados que reducen el sufrimiento y mejoran la calidad de vida.

SPI inducido por medicamentos

Los síntomas del SPI se han relacionado con la aparición o exacerbación de ciertos fármacos. El tema principal de esta sección son las formas en que ciertos medicamentos, como los antipsicóticos, los antieméticos y los antidepresivos, pueden causar o empeorar el SPI.

- **Antipsicóticos:** Ha habido evidencia que vincula ciertos fármacos antipsicóticos, particularmente los de la generación anterior, con los síntomas del SPI. Para quienes necesitan terapia antipsicótica para enfermedades como el trastorno bipolar o la esquizofrenia, esto puede plantear una situación desafiante porque controlar los síntomas del SPI se vuelve esencial para su salud general.

- **Medicamentos contra las náuseas:**Los síntomas del SPI pueden verse exacerbados por varios medicamentos contra las náuseas, especialmente aquellos que afectan el sistema dopaminérgico. Estos medicamentos se administran con frecuencia para dolencias como la quimioterapia o las náuseas relacionadas con el embarazo.

- **Antidepresivos:** Se ha observado que ciertos antidepresivos, en particular los inhibidores selectivos de la recaptación de serotonina (ISRS), pueden empeorar o incluso causar los síntomas del SPI. Para aquellos que sufren tanto de depresión como de SPI, esto plantea un problema porque necesitan sopesar cuidadosamente sus alternativas de terapia.

Para tomar decisiones de tratamiento bien informadas es necesario poder reconocer el SPI inducido por medicamentos. En estas situaciones, es posible que los profesionales médicos tengan que buscar diferentes medicamentos o métodos de tratamiento para solucionar el problema subyacente y al mismo tiempo reducir el efecto sobre los síntomas del SPI.

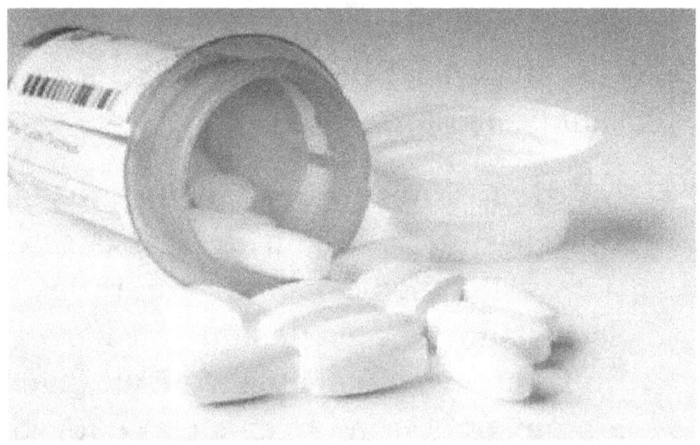

Sección 7

Mecanismos de afrontamiento y asistencia

Esta sección describe los mecanismos de afrontamiento y enfatiza los elementos psicológicos y emocionales de tener SPI. También destaca lo crucial que es establecer sistemas de apoyo.

Lidiando con el SPI

Abordar los efectos emocionales y psicológicos que el SPI puede tener en las personas es parte de afrontar la enfermedad. La naturaleza crónica del SPI puede provocar molestia, preocupación e incluso melancolía. También puede interferir con el sueño y las actividades diarias.

- **Impacto emocional:** El SPI puede causar agotamiento emocional. Sus dificultades pueden hacer que las personas se sientan irritadas, nerviosas e incluso solas. Los mecanismos de afrontamiento que se dirigen a estos sentimientos mejorarán el estado general de bienestar de las personas.

- **Impacto psicológico:**Las alteraciones del sueño inducidas por el SPI pueden provocar fatiga y dificultades cognitivas. Las estrategias de afrontamiento deben tener en cuenta los efectos psicológicos, haciendo hincapié en la resiliencia y la salud mental.

- **Vida diaria:** Las personas pueden controlar el impacto del SPI en sus rutinas diarias mediante el uso de estrategias prácticas para afrontarlo. Esto cubre métodos para gestionar el sueño, interactuar con las personas y trabajar.

Redes de apoyo

Obtener ayuda es una parte vital del manejo del SPI. En esta parte se enfatiza la importancia de obtener apoyo de profesionales médicos, grupos de apoyo y comunidades de Internet.

- **Proveedores de servicios de salud:** Los neurólogos y especialistas del sueño se encuentran entre los profesionales médicos que pueden ofrecer asesoramiento, diagnóstico y opciones de tratamiento. Crear un equipo de atención médica confiable es necesario para una administración eficiente.

- **Grupos de apoyo:** Participar en grupos de apoyo de SPI puede resultar muy útil. Al brindar a las personas un foro para discutir sus experiencias, mecanismos de afrontamiento y puntos de vista, estas organizaciones promueven la comprensión y un sentimiento de comunidad.

- **Comunidades en línea:** Las personas pueden interactuar con otras personas, plantear preguntas y obtener datos y recursos importantes a través de foros y comunidades de RLS en línea.

Sección 8

Las perspectivas de los estudios sobre el SPI

La investigación sobre el SPI podría conducir a avances significativos en nuestro conocimiento y capacidad para tratar el trastorno en el futuro. El objetivo de esta investigación es aprender más sobre las causas del SPI, los posibles remedios y la creación de medicamentos más potentes. El campo de la investigación del SPI cambia constantemente, y los estudios en curso, las investigaciones relacionadas con la genética y una mejor comprensión de los mecanismos subyacentes del SPI desempeñan papeles importantes. Es fundamental monitorear estos cambios, ya que podrían influir en cómo se diagnostica y trata el SPI en el futuro. Las direcciones de investigación consisten en:

- **Genética y Biomarcadores:** Es posible que se obtenga nueva información importante sobre la génesis del SPI a partir de estudios en curso sobre los componentes genéticos relacionados con el trastorno. Encontrar biomarcadores puede mejorar el diagnóstico y dar como resultado una atención más especializada.

- **Mecanismos neurológicos:** El descubrimiento de nuevas terapias para el SPI requiere un conocimiento más claro de los mecanismos cerebrales subyacentes a la enfermedad. Los estudios analizan las funciones de los neurotransmisores, especialmente la dopamina, y cómo se relacionan con ellos los síntomas del SPI.

- **Innovaciones farmacológicas:** Una parte considerable de la investigación sobre el SPI se centra en examinar fármacos y modalidades terapéuticas novedosas. Los investigadores están buscando medicamentos y tratamientos de vanguardia que puedan ofrecer un alivio de los síntomas más eficaz.

- **Intervenciones no farmacológicas:** Además, los estudios están examinando la eficacia de tratamientos no farmacológicos como la acupuntura, los cambios en el estilo de vida y la terapia cognitivo-conductual (TCC). Se cree que estos métodos son técnicas complementarias viables para controlar el SPI.

Sección 9
Conclusión

En resumen, el síndrome de piernas inquietas, o SPI, es un trastorno neurológico complicado que afecta a las personas de manera diferente. Es fundamental que tanto los profesionales médicos como los pacientes con SPI comprendan el dolor del SPI y el SPI inducido por medicamentos. El dolor puede variar desde un malestar moderado hasta un sufrimiento más severo en los pacientes con SPI, y ciertos medicamentos pueden causar o empeorar los síntomas del SPI, creando dificultades especiales.

Encontrar mecanismos viables para afrontar la vida cotidiana y prestar atención a los efectos emocionales y psicológicos del SPI son componentes clave para afrontar la enfermedad. El manejo eficaz del SPI se ve muy favorecido por las redes de apoyo, que incluyen profesionales médicos, grupos de apoyo y comunidades en línea.

Con estudios que examinan la genética, las causas neurológicas, nuevos productos farmacéuticos y terapias no farmacológicas en marcha, el futuro de la investigación sobre el SPI parece brillante. Estos avances podrían conducir a un mejor diagnóstico y terapia del SPI, lo que en última instancia mejoraría el impacto de la afección en la calidad de vida de quienes la padecen.

Sección 10

Preguntas frecuentes sobre el síndrome de piernas inquietas (SPI)

1. ¿La diabetes afecta el SPI?

Los efectos de la diabetes en la función de los vasos sanguíneos y los nervios pueden afectar el SPI. Los niveles elevados de glucosa en sangre podrían empeorar los síntomas del SPI. Un mejor control del SPI puede resultar del control de la diabetes, que incluye alimentos, ejercicio y medicamentos.

2. ¿Existe un vínculo entre colesterol alto y SPI?

Si bien el colesterol alto no causa directamente el SPI, puede empeorar los síntomas. Las placas de colesterol en los vasos sanguíneos pueden afectar la circulación, intensificando potencialmente el malestar del SPI. Mantener una dieta saludable, hacer ejercicio y controlar los niveles de colesterol puede contribuir al control del SPI.

3. ¿Cómo afecta el hígado al SPI?

Las afecciones hepáticas, como la sobrecarga de hierro o la cirrosis, pueden provocar SPI debido a sus efectos sobre la regulación del hierro. Tratar los problemas hepáticos y controlar los niveles de hierro es esencial para controlar los síntomas del SPI. Colaborar con un proveedor de atención médica es crucial para una atención integral.

4. ¿Pueden los problemas renales empeorar el SPI?

Los problemas renales pueden alterar el equilibrio del hierro en el cuerpo, lo que podría empeorar el SPI. Las personas con problemas renales deben trabajar en estrecha colaboración con los proveedores de atención médica para controlar la salud de sus riñones y controlar los niveles de hierro. Abordar estos factores puede ayudar a aliviar los síntomas del SPI.

5. ¿El SPI afecta la salud ósea?

El SPI en sí no afecta directamente la salud ósea, pero los trastornos del sueño que provoca pueden provocar fatiga crónica. La fatiga prolongada puede afectar indirectamente la salud ósea con el tiempo. Mantener una dieta equilibrada, ejercicio regular y una buena higiene del sueño puede ayudar a mitigar estos efectos y favorecer el bienestar general.

6. ¿Cuál es la conexión entre el SPI y el corazón?

El SPI se ha asociado con un mayor riesgo de problemas cardiovasculares, posiblemente debido a su impacto en la calidad y los patrones del sueño. Controlar el SPI y abordar los trastornos del sueño es importante para apoyar la salud del corazón. Las modificaciones en el estilo de vida y la colaboración con los proveedores de atención médica son componentes clave de un enfoque saludable para el corazón para las personas con SPI.